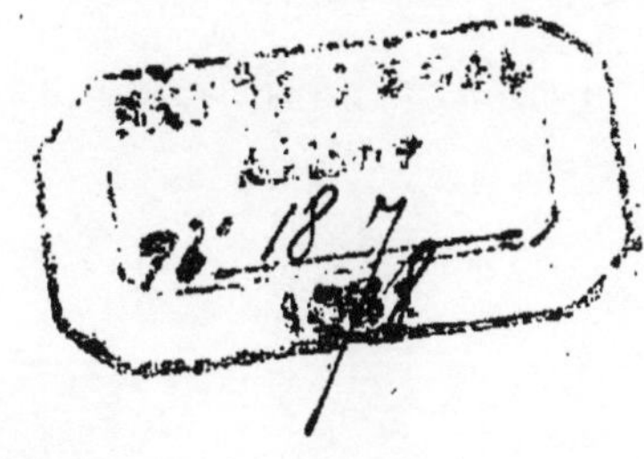

ALTÉRATIONS

# DES URINES

DANS

L'ALBUMINURIE ET LE DIABÈTE

# ALTÉRATIONS
# DES URINES



DANS

## L'ALBUMINURIE & LE DIABÈTE

ET LEURS MODIFICATIONS

PAR LES

# EAUX DE VICHY

PAR LE

**Dr H. AURILLAC**

Médecin de la Faculté de Paris,
Médecin de la Marine et des Colonies.
Chevalier de la Légion d'honneur,
Médecin consultant à Vichy.

---

PARIS

G. MASSON

LIBRAIRE DE L'ACADÉMIE DE MÉDECINE

120, boulevart Saint-Germain, 120

---

1878

# AVANT-PROPOS

Les deux maladies dans lesquelles nous faisons l'exposé des altérations des urines ont entr'elles une si grande analogie, qu'on a pu les désigner par les noms de *Diabète albumineux* ou *leucomurique* et de *Diabète sucré* ou *glycosurique*.

Elles se rangent tout naturellement l'une à côté de l'autre. Lentes et apyrétiques, elles dirigent le malade vers la cachexie, à travers une multitude de lésions diverses, au milieu desquelles persiste toujours, comme phénomène dominant, la présence de l'albumine ou du sucre dans le produit de la sécrétion rénale.

Dans l'une et l'autre de ces affections, on peut rencontrer pareillement la polyurie et la polydipsie, l'anaphrodisie, l'œdème, la gangrène, etc., etc.; leur étiologie, leurs symptômes, leurs lésions, leurs complications, complèteraient cette analogie, si notre intention était de l'établir. Mais nous n'avons à faire ressortir ici que ce fait important, c'est que, si, dans ces cas pathologiques graves, les altérations offertes par les urines constituent l'élément par excellence du diagnostic et du pronostic, les modifications qu'éprouve le liquide urinaire sous l'influence des Eaux Minérales deviennent au même titre la pierre de touche du traitement.

# ALTÉRATIONS DES URINES

## DANS L'ALBUMINURIE.

---

### SOMMAIRE.

Aperçu théorique et étiologique. — Comment se produit l'albuminurie.— Caractères de l'albumine. — Caractères des urines albumineuses : Coloration, odeur, aspect, réaction, densité, matières fixes, urine du matin, urine de la journée, urine de la nuit, sédiment, déductions pathologiques. — Maladies dans lesquelles l'urine peut être albumineuse. — Importance de la quantité d'albumine qu'on y trouve. — Moules muqueux, fibrineux, épithéliaux, hyalins, amyloïdes. — Cellules des organes génito-urinaires — Globules sanguins et purulents.

# APERÇU

## THÉORIQUE ET ÉTIOLOGIQUE

---

## COMMENT SE PRODUIT L'ALBUMINURIE.

Les principes albuminoïdes du sang sont tirés des aliments azotés.

De l'estomac, où elle prend le nom de peptone, l'albumine passe dans la veine porte et arrive dans le foie. Là, elle se dédouble : — une partie contribue à la formation du glycogène, — l'autre vâ au poumon, alimente la combustion respiratoire, et se répand dans la masse artérielle pour la nutrition des tissus. C'est elle qui communique au sérum du sang sa viscosité et sa densité.

Si le foie est malade, si la respiration est entravée, si la nutrition des tissus est arrêtée, l'albumine s'accumule dans le sang : l'albuminurie va paraître. Elle sera le résultat, non pas d'une production exagérée d'albumine, mais d'une accumulation de cette substance, en raison des dépenses qui ne se font plus, d'une superalbuminose sanguine.

Ceci posé, quel est le rôle des reins?

Sous l'influence de la pression sanguine, ils deviennent le siége d'une congestion, d'une inflammation caractérisée anatomiquement par leur augmentation de volume et de poids, par leur coloration rouge, leur vascularisation. La pression sanguine continuant à s'exercer, amène la dilatation et la rupture des capillaires, des tubuli, produit des effractions à travers lesquelles s'effectue le passage de l'albumine dans l'urine, et quelquefois, du liquide sanguin lui-même.

Si le rein est faible, si sa structure est naturellement mauvaise, ou s'il est dans un état habituel de congestion, comme chez les alcooliques, par exemple, ou encore s'il est devenu plus excitable, voilà autant de circonstances qui favoriseront l'extravasation séreuse, mais cette extravasation est sous la dépendance première de la quantité d'albumine contenue dans le sang.

En un mot, l'excès d'albumine dans le sang détermine l'inflammation des reins, amène le passage de l'albumine dans les urines, et la prédisposition des reins favorise ce résultat.

Parmi les conditions étiologiques les plus propres à produire l'albuminurie, il faut noter une alimentation trop excitante, trop riche en matières azotées, les mauvaises digestions, les maladies du foie ou une simple paresse de cet organe, la dénutrition exagérée des tissus, un défaut de combustion respiratoire, la brusque résorption d'un épanchement, la suppression de la transpiration cutanée, ou de toute autre sécrétion importante, comme la lactation et les menstrues; les influences sexuelles, l'âge, le tempérament, la constitution, les influences cosmiques, les pays froids et humides, etc., etc.

En résumé, les cellules épithéliales des canalicules constituent, dans un rein normal, l'obstacle physiologique qui s'oppose au passage de l'albumine dans les urines. L'altération de cet épithélium a pour effet de laisser filtrer l'albumine en même temps que l'urine. L'*Albuminurie* n'est donc qu'un symptôme *d'une maladie rénale*, ou au moins *d'une lésion des cana-*

*licules* plus ou moins profonde, plus ou moins grave, dépendant d'un état particulier du rein, ou d'un vice du sang, — symptôme qui réclame promptement une intervention énergique.

———

## CARACTÈRES DE L'ALBUMINE.

Substance amorphe, transparente, incolore, inodore, insipide, soluble dans l'eau, insoluble dans l'alcool.

Les acides minéraux, sauf l'acide phosphorique la coagulent.

L'acide tartrique et l'acide acétique ne la coagulent pas.

Le bichlorure de mercure, l'azotate d'argent, l'acétale de plomb, l'alcool, le tannin, la liqueur cupro-potassique, etc., la précipitent de ses dissolutions.

L'acide azotique est l'un des agents chimiques qui coagulent l'albumine le plus aisément. On l'emploie ordinairement de préférence, concurremment avec la chaleur.

Une solution d'albumine commence à devenir opaline à 65 degrés, de 70° à 75° elle se précipite en coagulant. Elle se redissout à 150° dans un tube fermé. Elle dévie à gauche le plan de polarisation.

La potasse, la soude et leurs carbonates maintiennent l'albumine en dissolution et s'opposent à ce qu'elle soit coagulée par la chaleur.

---

CARACTÈRES

# DES URINES ALBUMINEUSES.

La présence de l'albumine dans les urines constitue l'albuminurie.

Nous prenons pour type de description des caractères offerts par l'urine albumineuse, l'urine de la maladie de Bright, nous basant sur ce que, dans les affections où la présence de l'albumine ne constitue qu'un symptôme passager, les urines ne possèdent pas toujours des traits caractéristiques en dehors de la coagulation de l'albumine.

L'urine albumineuse est très *pâle*, très *mousseuse ;* les bulles qui s'y forment par l'agitation disparaissent lentement, et, il en reste toujours quelques unes sur les parois du vase, au niveau de la surface du liquide.

Son *odeur* a été comparée à celle du bouillon de bœuf.

Ordinairement *limpide,* elle peut être assez souvent *louche.*

D'une *réaction* acide, mais moins acide qu'à l'état normal — rarement neutre ; alcaline seulement, quand elle contient des phosphates, ce qui arrive dans des cas spéciaux.

Sa *densité* est au-dessous de la normale, de 1,007 à 1,018. La normale étant donnée de 1,021 à 1,025.

La proportion des *matériaux fixes* éliminés dans les 24 heures, y est plus faible qu'à l'état normal. L'*Urée* (1) et les *chlo-*

(1) L'urée n'est plus qu'imparfaitement éliminée par les reins. Elle se transforme en carbonate d'ammoniaque, dans le tube digestif, où la présence de ce sel détermine cette anorexie, ces troubles dans les ap-



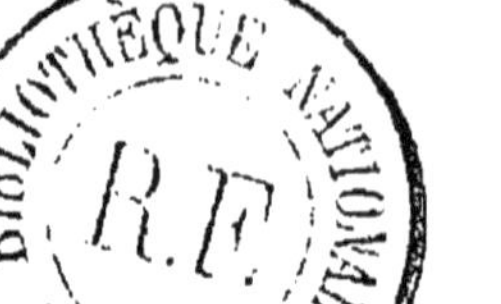

*rures*, y sont en petite quantité. Mais dans les analyses où ces produits sont recherchés, il importe d'opérer sur l'urine des 24 heures, sans cela, l'analyse est entachée de vice redhibitoire.

Tous ces caractères sont sujets à varier en raison de la marche de la maladie. Il peut arriver *au début* que l'urine soit foncée, sanguinolente même, qu'elle donne d'énormes dépôts en se refroidissant, dont l'aspect rappelle ceux qui caractérisent l'urine dans l'hématurie par traumatisme.

L'urine *du matin*, contient beaucoup moins d'albumine que celle de la journée ; et, c'est après les repas, surtout si le régime suivi par le malade est substantiel, qu'elle présente son maximum d'abondance.

pareils de la digestion et de la nutrition, qui compliquent si facheusement les albuminuries chroniques. (Bouchardat)

Outre qu'elle est plus albumineuse, l'urine *de la journée* est plus colorée et plus dense.

Celle *de la nuit* est plus pâle, plus aqueuse, plus abondante.

Après plusieurs heures de contact avec l'air, l'urine albumineuse devient opalescente, et laisse précipiter un *sédiment*, dont l'étude microscopique révèle l'importance séméiologique.

A l'œil nu, ce sédiment affecte plusieurs aspects.

Il est tantôt d'un gris jaunâtre, parsemé de petits points rouges ; tantôt d'une couleur brune ; tantôt d'un aspect sanguinolent ; tantôt d'une nuance blanchâtre.

Au microscope, les éléments morphologiques que l'on y rencontre peuvent provenir de toute la surface parcourue par le liquide urinaire. On peut y voir, par conséquent, l'épithélium de l'urètre, de la prostate, de la vessie, des uretères, du bassinet et des calices ; du vagin et des glandes voisines. L'intérêt qu'offre cet examen est encore accru, le plus souvent, par la découverte de nombreuses marques de désagrégation de la membrane épithéliale des tubes, granulations graisseuses, globules sanguins et purulents, tubes complets de natures diverses. Outre ces éléments histologiques du rein, on y découvre une grande quantité de molécules ou granulations qui ne sont autre chose que l'albumine solidifiée déjà par l'acidité de l'urine ; granulations auxquelles l'urine doit cet aspect louche dont nous avons parlé. Ces granules ont la ténuité de ceux qu'on obtient par l'ébullition d'une solution albumineuse. Ils se soudent en lamelles irrégulières et ponctuées. (Gubler.) (1)

Physiologiquement, la desquamation des tubes urinifères, ou leur mue, s'opère par

(1). *Dict. Enc. des Sciences méd. albuminurie.*

la liquéfaction des éléments épithéliaux, de telle sorte que, à part quelques exceptions accidentelles, qui ne peuvent modifier la règle, ces éléments ne doivent pas se retrouver dans l'urine, dans un état d'intégrité susceptible de les faire reconnaître. Si donc, on constate leur présence dans une urine, on peut, *a priori*, affirmer un état pathologique du rein, car on a sous les yeux l'un des signes les plus caractéristiques de cet état morbide.

Si l'urine est acide, le sédiment contient souvent des cristaux d'acide urique, et le champignon de la fermentation acide y apparaît sous forme de cellules isolées, ou accolées en séries linéaires, souvent mêlées avec des dépôts d'urates amorphes de soude.

Si, au lieu d'être acide, l'urine est alcaline, on trouve, dans le sédiment, des phosphates et des carbonates de chaux et de magnésie. Quand elle est ammoniacale, elle laisse déposer des phosphates ammoniaco-magnésiens, mélés à des champignons, du groupe des torulacées *torula cerevisiœ* (chapelets).

Enfin dans les cas rares de tuberculose ou de cancer de l'organe rénal, l'urine albumineuse contient des débris de tubercules, ou des cellules cancéreuses variables de forme et de volume.

---

# LA PRÉSENCE DE L'ALBUMINE

## DANS L'URINE

### CONSTITUE-T-ELLE TOUJOURS UN SYMPTOME PATHOLOGIQUE ?

Les expériences de C. Bernard, de Bareswil, de Brown-Séquard, Tessier, Hammond, Stokwis semblent prouver que, sous l'influence de l'alimentation, on peut rencontrer de l'albumine dans les urines. Ce fait serait d'autant plus facile à produire, que les sujets soumis à l'expérience seraient déjà prédisposés en vertu de certains troubles morbides, au passage de l'albumine dans la sécrétion urinaire.

Il n'en serait pas ainsi d'après les expériences plus récentes d'A. Ollivier, qui aurait ingéré et fait ingérer à des individus sains de grandes quantités de matières albuminoïdes, sans jamais retrouver d'albumine dans leurs urines.

La plus grande partie des auteurs conclut aujourd'hui comme A. Ollivier, et considère l'albumine dans les urines, comme un phénomène anormal et comme un symptôme pathologique.

Toutefois, si on porte directement de l'albumine dans le sang, en l'y injectant, les choses se passent autrement : l'albumine est retrouvée dans les urines. On a pu de cette manière déterminer de l'albuminurie chez des animaux, tantôt à l'aide d'injections, tantôt en leur faisant absorber des substances capables d'altérer le liquide sanguin de la nutrition.

On a constaté ainsi : 1° l'altération du sang, 2° l'état congestif des reins et le passage des tubuli à l'état graisseux, granuleux ou de desquamation.

De là, la conclusion que l'albuminurie reconnaît pour cause : une altération primitive du plasma, liée à un trouble de la nutrition, ou une altération primitive des tubuli. Quand ces deux causes sont réunies, l'albuminurie affecte sa forme la plus grave.

---

# MALADIES

## DANS LESQUELLES L'URINE PEUT ÊTRE ALBUMINEUSE.

Dans les fièvres graves de mauvaise nature ; dans les états inflammatoires où les urines contiennent moins d'acide urique et d'urée ; dans les phlegmasies intenses, septicémie, (choléra, diphtérite maligne, charbon, fièvre puerpérale, typhoïde, infection purulente), etc.;

Dans la pneumonie grave : dans la scarlatine ; la variole confluente, hémorrhagique ; la rougeole ; la fièvre jaune ; l'ictère (1); la cirrhose, etc.;

(1) L'albumine existe très-souvent dans les urines ictériques, mais elle y est en plus ou moins grande abondance selon les cas et les espèces morbides.

Dans les affections du cœur (hyperhémie rénale);

Dans le rhumatisme, la goutte et la gravelle ;

Dans les lésions rénales ;

Dans les affections cutanées ; eczéma, pemphygus, érysipèle, dans les brûlures peu profondes mais étendues ;

Dans la lèpre, lichen, psoriasis ;

Dans les maladies du système nerveux, (Claude Bernard, piqûre du 4e ventricule) névroses ;

Dans l'ictère vulgaire, caractérisé par la coloration jaune d'or de ses urines, ou brunâtre (ictère apyrétique) on constate par l'acide nitrique la formation d'un nuage opalin, qui se précipite en dehors de la zône des couleurs, et qui, d'après M. le professeur Chatin, ne serait que de l'albumine. Dans l'ictère fébrile, l'albuminurie est plus manifeste, et le précipité est obtenu aussi bien par la chaleur que par l'acide nitrique

L'albuminurie avec les exsudats du rein et les produits de la desquamation des tubes de Bellini, moules granuleux, ou graisseux, se rencontre en quantité notable dans l'ictère grave, à forme typhoïde, ainsi que dans l'ictère hématurique et la fièvre jaune.

Dans les cachexies, scrofule, tuberculose, cancer, syphilis, morve, intoxication palustre ;

Dans l'alcoolisme aigu, le delirium tremens ; enfin dans les empoisonnements par les poisons minéraux, végétaux et animaux.

Ajoutons à ce tableau déjà si long, et si incomplet, qu'il n'est pas rare de trouver, dans la grossesse, des urines chargées d'albumine. Chez les primipares, ce signe peut être l'indice d'un état très-grave (éclampsie) mais il diminue de valeur dans les grossesses suivantes. On a même avancé qu'au *début* d'une seconde grossesse, il s'en trouverait presque toujours.

---

# IMPORTANCE DE LA QUANTITÉ.

Lorsque, tenant compte de l'urine totale rendue dans les 24 heures, on évalue la quantité d'albumine qui y est contenue, il est possible de déterminer le degré de gravité de la maladie, en raison de l'affaiblissement qui résulte de la déperdition de cette substance.

Le chiffre de 1 ou 2 grammes en 24 heures, peut être considéré comme l'indice d'un état peu grave encore, et n'excluant pas la curabilité.

Au-dessus, le pronostic est plus sérieux. Quand le malade atteint de 10 à 12 grammes, la nutrition est déjà altérée, la déperdition devient une cause d'épuisement rapide.

A 20 ou 30 grammes c'est fatalement la mort prochaine. (Rabuteau).

## MOULES ET CELLULES.

Nous admettons cinq espèces de moules, sans parler de ceux qui ont été observés *post mortem*, ne voulant décrire que ceux qui se rencontrent dans les urines albumineuses, et qui correspondent à des lésions de l'organe rénal. Car, si la présence de l'épithélium des tubes de Bellini est douteuse à l'état sain, elle constitue, au contraire, un des signes les plus caractéristiques du travail morbide qui se passe dans le rein traversé par un courant albumineux.

Les moules peuvent se former dans toute l'étendue du canalicule urinifère et revêtir les caractères qui distinguent chacune de ses parties. Leur configuration est, par suite, tantôt droite ou rectiligne, s'ils sont détachés de la partie droite ; tantôt courbe, tortueuse, s'ils viennent de la partie en anses (tubuli contorti). Leur diamètre est en rapport avec celui de la partie où ils se sont produits. Leurs cellules épithéliales, sont pavimenteuses ou cylindriques, selon qu'ils proviennent de la partie droite ou de la partie en anses.

## I.

### MOULES MUQUEUX.

Entraînés par l'urine, ils se forment même à l'état de santé. Ils proviennent de la partie droite des canalicules. Leur longueur est variable. — Ils n'offrent pas de traces de cellules épithéliales.

Comme ils ne se distinguent qu'à cause de leur pouvoir réfringent, on les rend plus visibles en les colorant au moyen d'une solution ammoniacale de carmin.

Chimiquement, ils se comportent comme le mucus.

Pas de valeur diagnostique ni pronostique.

## II.

### MOULES FIBRINEUX.

D'aspect blanchâtre ou jaunâtre — quelque fois ocreux — formés de fibrine striée, renfermant des globules sanguins et des cellules épithéliales ordinairement cylindriques, car ils se forment habituellement dans la partie droite comme l'indique leur configuration rectiligne.

D'une grande valeur diagnostique, ils permettent d'affirmer l'origine d'une hématurie.

Ils s'observent dans les affections passagères du rein,—hémorrhagies essentielles, ou au début d'une affection grave ; dans le cancer du rein, la lithiase rénale, ils indiquent alors des ruptures vasculaires, des foyers hémorrhagiques, etc.

Ils peuvent se rencontrer dans les urines albumineuses sanguinolentes.

## III.

### MOULES ÉPITHÉLIAUX.

Formés par la desquamation de l'épithélium qui tapisse la face interne des canalicules — (maladie de Bright).

D'une longeur variable selon l'étendue de la desquamation ;

D'un diamètre égal à celui du tube dans lequel ils se sont formés.

Ordinairement rectilignes — (partie droite), ils affectent quatre variétés :

1° *Moules épithéliaux* proprement dits. Blanchâtres.

Cellules épithéliales en mosaïque, à peu près normales, à peine granuleuses.

L'acide acétique fait apparaître leurs noyaux.

Ils sont le résultat d'une simple desquamation sans altération préalable.—Valeur diagnostique : début du processus morbide.

2° *Moules granuleux.*

Composés de cellules volumineuses, grisâtres, opaques, altérées avant d'être desquamées.

3° *Moules graisseux.*

Composés de cellules jaunâtres, moins volumineuses que les précédentes, — brillantes, — réfractant bien la lumière.

4° *Moules granulo-graisseux.*

Résultant de la réunion, des deux altérations précédentes.

Valeur diagnostique : deuxième période du processus.

## IV.

### MOULES HYALINS OU COLLOÏDES

Transparents comme du verre, ou ayant l'apparence de la colle ;

Formés de substance protéïque, à couches concentriques ;

D'un diamètre ordinairement plus petit que celui des moules épithéliaux ;

Droits ou curvilignes, selon la partie d'où ils proviennent ;

D'une couleur blanchâtre ou jaunâtre à surface lisse, à cassure conchoïde — (ils ont leurs extrémités coupées comme celle du verre) ;

Ils offrent souvent des rugosités, dues à des globules sanguins ou purulents, à des cellules graisseuses, à des cristaux salins.

Valeur : troisième période de la maladie de Bright. Ils sont accompagnés de moules granulo-graisseux.

## V.

### MOULES AMYLOÏDES OU CIREUX.

Longueur variable ;

Légèrement curvilignes ;

Considérés comme une transformation de la matière protéïque qui constitue le moule hyalin, — offrent comme ce dernier une surface qui peut être rugueuse, hérissée de saillies (pus, sang). La substance protéïque modifiée fournit les mêmes réactions que la substance amyloïde, c'est-à-dire, qu'au contact de la teinture d'iode et de l'acide sulfurique, elle donne une teinte bleuâtre qui jaunit traitée par l'alcool.

Par l'acide acétique, ils deviennent plus apparents.

Ils peuvent se former dans la partie en anses du canalicule ou dans la partie droite.

Leur valeur change dans les deux cas. S'ils proviennent de la portion en anses, ils indiquent une dégénérescence amyloïde du rein, — s'ils proviennent de la partie droite, ils correspondent à une néphrite parenchymateuse. (Lecorché.)

## CELLULES ÉPITHÉLIALES DU REIN.

Les cellules de la partie droite sont pavimenteuses, — celles de la partie tortueuse, sont polygonales, aplaties, — pourvues en général d'un noyau ovale ou sphérique. Ce sont ces noyaux qui dominent dans la néphrite aigüe.

### CELLULES DES URETÈRES.

En forme de colonne ou de fuseau ;

Ressemblant beaucoup à celles que l'on peut trouver dans certaines tumeurs squirheuses (Beale).

### CELLULES DE LA VESSIE.

1° Cylindriques, mêlées à des cellules ovales ;

2° Prismatiques à noyau ovale pourvu d'un à deux nucléoles (trigone vésical et prostate) ;

3° Pavimenteuses.

### CELLULES DE L'URÈTRE.

Cylindriques dans la portion musculeuse :
Prismatiques dans la portion prostatique ;

Pavimenteuses au méat, et dans la fosse naviculaire.

Mêmes dispositions chez la femme.

### CELLULES DU VAGIN.

Grandes cellules d'épithélium pavimenteux. Varient beaucoup sous le rapport de l'aspect et de la forme. Elles sont déchiquetées, déchirées sur leurs bords.

### GLOBULES SANGUINS.

Rouges et blancs.

Les globules rouges sont généralement agglomérés et réunis en piles, à la façon d'une pile de pièces de monnaie inclinée ou couchée ; plus nombreux que les blancs dans le rapport de 350 à 1 ; ils sont concaves sur leurs deux faces. Leurs bords, francs à l'état normal sont crénelés dès qu'ils sont altérés. Leur diamètre est de 5 à 7 millièmes de millimètre.

Les globules blancs sont pâles, décolorés. Leur diamètre atteint fréquemment de 8 à 10 millièmes de millimètre. Leurs bords sont crénelés. Traités par l'acide acétique, ils s'agrandissent, deviennent transparents, et on aperçoit 2 ou 3 noyaux à leur centre. Leur nombre s'accroît dans l'anémie et la leucocythémie jusqu'à atteindre une proportion considérable, quelque fois égale à celle des globules rouges.

---

Lorsqu'on veut employer le spectroscope pour vérifier la présence du sang dans une urine, il faut procéder de la manière suivante :

L'opération se fait dans une chambre obscure.

1° On introduit quelques centimètres cubes d'urine dans un tube de verre, en prenant la seule précaution de l'étendre d'un peu d'eau distillée si elle est trop foncée en couleur, puis on place ce tube entre la flamme d'une lampe et la fente du spectroscope ;

2° En ajoutant à l'urine un peu de sulfhydrate d'ammoniaque, on observe le spectre de l'hémoglobine réduite ;

3° Une urine qui contient de l'hématine en solution acide (Rabuteau), est colorée en rouge brun plus ou moins foncé Si l'on opère avec cette urine, on observe le spectre de l'hématine acide.

Autre procédé pour reconnaître le sang dans l'urine :

On prend une goutte d'essence de térébenthine ozonisée, et une goutte du dépôt urinaire ; à ce mélange on ajoute une goutte de teinture de gaïac, et, s'il y a du sang dans l'urine, il se produit immédiatement une coloration bleue ou indigo, qui n'a lieu qu'en présence du sang.

---

## GLOBULES PURULENTS.

Une urine purulente est toujours albumineuse.

Les globules purulents, se reconnaissent à leurs dimensions. Ils sont en effet plus gros que les globules rouges du sang.

Blancs ou grisâtres, granuleux, crénelés, ils se comportent avec l'acide acétique, comme les globules blancs, mais ils se distinguent de ces derniers en ce qu'ils ne donnent pas de noyaux (pyoïdes). Ils sont très-souvent, dans l'urine, couverts de granulations graisseuses.

---

Si on traite par l'ammoniaque un dépôt urinaire contenant du pus, — le dépôt devient visqueux et filant, caractère important qui peut servir à reconnaître la présence du pus, car le mucus ne donne pas lieu à cette viscosité.

---

# ALTÉRATIONS DES URINES

## DANS LE DIABÈTE.

—

### SOMMAIRE.

Aperçu historique et théorique. — Glycose. — Caractères des urines : Quantité, coloration, transparence, odeur, saveur, mobilité, densité, taches sur le linge, le drap et le parquet. — Réaction. — Crémor, nuages, sédiments, champignons. — Glycose. — Albumine. — Albuminose. — Substances organiques. — Substances inorganiques.

# APERÇU

## HISTORIQUE ET THÉORIQUE

---

Bien longtemps avant que l'on sut que l'on pouvait trouver du sucre dans les urines, on avait été frappé de la quantité de liquide émise par certains malades.

Les ouvrages de Celse, d'Aréthée, de Gallien, ne mentionnent que l'abondance de la sécrétion urinaire.

Willis fut le premier (1681) qui parla du goût sucré des urines diabétiques. Mais il faut aller jusqu'en 1778 pour voir, démontrée chimiquement, la présence du sucre dans les urines.

C'est à Saussure et à Prout que l'on dut plus tard la formule de la glycose, dont l'identité avec le sucre de raisin ne devait du reste être connue que dans les premières années de notre siècle.

Depuis lors la question est entrée dans une nouvelle phase.

Tiedman et Gmelin, en 1827, trouvaient du sucre dans le chyle des chiens soumis à leurs expériences.

En 1846, Magendie et après lui Garrod, Schmidt et Lehman, recherchaient et découvraient le sucre dans le sang.

Cl. Bernard enfin s'emparant de la question, établissait à son tour (1855), l'existence du sucre dans le foie et dans le sang. Controlées à l'étranger, ses expériences mettent hors de doute ce fait capital : que le sucre constitue un des éléments principaux du sang. Les travaux de Pavy, en Angleterre, tendant à la négation de cette assertion, tombent devant les faits nombreux que leur opposent Kuhne, Meissner, Heynsius, Harley, Dalton, etc.

D'après Cl. Bernard, les matières alimentaires, avant de se transformer en sucre, passent par un état intermédiaire et donnent naissance dans le foie, au glycogène, substance qui, au contact du sang, se transforme en sucre. Le foie est donc le laboratoire où se passent ces transformations successives. D'une part il forme le glycogène, et l'abondance de cette formation est en relation avec l'état du système nerveux central ou périphérique ; d'autre part, il le transforme en sucre, qui devient le combustible nécessaire aux besoins de l'économie.

Que le foie perde cette propriété d'emmagasiner du glycogène, ou que la production du glycogène vienne à s'exagérer, il y aura un excédent de sucre qui ne pourra être brûlé.

Dès lors le rein sera chargé de l'élimination, et il y aura glycosurie.

L'insuffisance de la combustion peut tenir à deux causes :

1° Le foie produit trop de sucre ;

2° L'oxygénation du sang est trop faible.

L'une et l'autre ont pour effet la saturation du sang par le sucre, et déterminent la glycosurie.

De là, deux théories :

La combustion est normale, mais il arrive trop de matériaux à brûler à la fois. — Théorie de C. Bernard, théorie française.

La production de sucre n'est pas exagérée, mais la combustion se fait mal. — Théorie de Voit, — théorie allemande (1).

(1) Lecorché. *Traité du Diabète.* (1877)

# GLYCOSE.

Le sucre de raisin est blanc, inodore, d'une saveur moins sucrée que le sucre de canne. Il est également moins soluble dans l'eau. Il faut une fois et un tiers son poids d'eau pour le dissoudre.

Sa dissolution dévie à droite la lumière polarisée.

Insoluble dans l'éther, il se dissout assez facilement dans l'alcool.

Il cristallise en mamelons groupés et conglomérés à la façon des choux-fleurs. Ces mamelons sont constitués par des lamelles, ou des masses irrégulièrement striées et arrondies.

La glycose, ou sucre de diabète, est identique avec le sucre de raisin.

Formée dans le parenchyme du foie, ainsi que l'a démontré Cl. Bernard, elle existe aussi dans le sang, notamment dans celui de la veine hépatique. On la rencontre dans divers liquides, amniotique, atlantoïdien, etc., dans l'œuf de poule. A la suite d'un repas composé de féculents, elle abonde dans le chyle et dans les matières contenues dans l'intestin grèle.

Chez l'homme en santé, diverses métamorphoses la transforment en eau et en acide carbonique ; le poumon et les capillaires sont chargés de l'élimination de ce dernier produit. La présence du sucre dans l'urine est donc un fait anormal. Néanmoins, les circonstances dans lesquelles ce fait peut se produire, n'ont pas toutes la même importance, ni la même gravité. Ainsi l'ingestion de matières sucrées en grande quantité, la grossesse, l'accouchement, la lactation, certains troubles de l'hématose, diverses intoxications, certaines lésions du système nerveux, peuvent déterminer une glycosurie passagère. On a également constaté le présence du sucre dans les urines, dans le cours d'affections inflammatoires, dans la pneumonie notamment. Pareille chose aurait été observée dans la phthisie, dans certaines fièvres intermittentes, dans le choléra. Mais dans tous ces cas, la présence du sucre constitue un phénomène passager, temporaire, destiné à cesser rapidement après la disparition des causes qui ont déterminé son apparition (I).

Il n'en est pas de même dans l'état pathologique désigné sous le nom de *diabète*,

(1) Le sucre apparaît dans l'urine des nourrices dès qu'il survient un trouble dans la lactation (Sinety) et disparaît dès que l'équilibre entre l'excrétion et la sécrétion est rétabli.

L'essence de térébenthine à l'intérieur détermine une glycosurie passagère (Wollert), de même que l'injection sous-cutanée de la nitro-benzine et du nitrotoluène (Ewald).

accompagné de symptômes spéciaux, parmi lesquels la quantité de sucre éliminée chaque jour, permet d'affirmer l'existence du processus et d'en suivre les progrès.

---

# CARACTÈRE DES URINES

## QUANTITÉ.

L'abondance de la sécrétion urinaire est, de tous les symptômes, celui qui de tout temps a attiré d'abord l'attention des malades et des médecins.

Les auteurs anciens citent des cas où la quantité d'urine rendue en 24 heures aurait atteint de 60 à 80 litres. — Il va sans dire que ces récits hyperboliques ne trouveraient pas créance à l'époque où nous vivons, où, malgré l'amour du merveilleux, tous les documents scientifiques sont sévèrement controlés. Parmi les auteurs modernes nous n'en trouvons aucun qui mentionne des faits pareils.

Les diabétiques qui rendent de 16 à 18 litres, sont excessivement rares ; la quantité de 10 litres n'est dépassée que fort exceptionnellement, à l'état aigu, et le chiffre le plus ordinaire de l'état chronique est de 6 à 7 litres.

Cette augmentation coïncide avec une soif plus vive, et s'accompagne de besoins plus fréquents d'uriner. Quoique la miction ne soit pas douloureuse, elle fixe l'attention des malades, d'autant plus quo c'est d'ordinaire pendant la nuit que les diabétiques urinent le plus. L'acidité de l'urine, n'est pas non plus étrangère aux besoins qu'ils ressentent de vider l'organe vésical.

On a fait des recherches pour savoir si la quantité d'urine rendue pendant la nuit était supérieure ou inférieure à celle rendue pendant le jour. Il ne paraît pas qu'on soit arrivé à rien de probant. A l'état de santé, c'est ordinairement dans le jour, après les repas, que la quantité d'urine rendue est plus considérable. Les liquides ingérés, et les parties aqueuses des aliments, sont dans des rapports normaux avec la sécrétion urinaire. Chez les diabétiques, ces rapports sont modifiés, tantôt suivant le traitement, ou l'alimentation, tantôt suivant l'époque de la maladie.

Au début, alors que vierge de tout traitement, le malade en est encore à ignorer sa maladie, — c'est pendant la nuit qu'il est obligé d'interrompre fréquemment son sommeil, et d'obéir a des sollicitations importunes.

Un peu plus tard, après la cessation des féculents, l'excrétion urinaire continue d'avoir de la tendance à augmenter la nuit, mais, dès que l'alimentation redevient féculente, la sécrétion diurne, avec son maximum d'intensité après les repas, l'emporte sur la sécrétion nocturne. Si c'est à l'alimentation azotée que l'on soumet le malade, c'est la nuit que le malade urine le plus (Lecorché).

Seegen et Kulz ont constaté le rapport intime qui existe entre la quantité d'urine rendue dans les 24 heures, et celle des liquides fournis par les boissons ingérées, les aliments, ou les tissus même du malade ; rapport entre la polyurie et la polydipsie, qui ne peut être détruit qu'aux dépens des liquides de l'économie dont l'absorption entraîne les conséquences les plus fatales.

La quantité de sucre est plus grande dans l'urine de la journée, que dans celle de la nuit ; l'urine du jour étant plus directement sous l'influence de l'alimentation. Mais il n'y aura aucun rapport entre l'abondance du liquide et la somme du sucre dans les 24 heures.

COLORATION.

Rien de plus variable que la coloration offerte par les urines diabétiques.

En thèse générale, elles sont d'autant plus pâles qu'elles sont plus abondantes.

Mais les nuances qu'elles présentent varient du jaune pâle au blanc laiteux ou verdâtre. L'intensité de la coloration dépend absolument de la quantité d'urée, du sucre, ou encore de certaines matières colorantes des boissons, qui passent à travers le filtre rénal altéré.

Quand l'urine est abondante, le pigment urinaire est dilué,— le liquide est pâle au moment de son émission.

Si la quantité diminue, l'urine devient plus foncée. Souvent elle se colore par son contact avec l'air, et présente l'aspect ambré de l'urine normale.

Sous l'influence probable des boissons absorbées en plus grande quantité pendant le jour que pendant la nuit, l'urine de la journée est plus pâle que celle de la nuit.

L'urine blanchâtre d'apparence laiteuse ou verdâtre, doit cette coloration au sucre qui y prédomine.

La teinte ambrée, normale, est au contraire en rapport avec l'élimination de l'urée.

### TRANSPARENCE.

Transparente au moment de l'émission, l'urine diabétique ne tarde pas à se troubler, à devenir opalescente. Ce changement est l'indice de la fermentation alcoolique, qui se produit d'autant plus rapidement que la quantité de sucre est plus considérable.

Si l'urine est trouble au moment de son

émission, il y a lieu d'y rechercher les éléments du pus.

L'urine simplement glycosurique ne se trouble pas.

## ODEUR.

On a comparé son odeur à celle de la violette, du petit lait, du foin, du musc, etc.; à l'odeur de l'urine de cheval, de la pomme, etc.; c'est assez dire qu'elle est difficile à caractériser.

Elle offre parfois l'odeur de l'acétone et très-fréquemment alors l'haleine des malades offre la même particularité. Ce qui ne manque pas de frapper l'odorat et par suite l'attention du médecin appelé dans l'appartement occupé par un diabétique.

SAVEUR.

La saveur sucrée est un des caractères les plus saillants. Mais pour qu'elle existe à un degré sensible, il faut déjà une certaine quantité de sucre, ce qui suppose également un certain degré de gravité à la maladie. Elle est plus prononcée le jour que la nuit.

MOBILITÉ.

Une urine est mobile, quand elle cède facilement et en masse à l'impulsion donnée au vase qui la contient, quand on la fait perler ou mousser avec un agitateur. L'urine albumineuse est mobile. Les urines sucrées le sont péu ; elles moussent cependant, mais beaucoup moins que les urines albumineuses. Elles doivent leur consistance au glycose et souvent aussi à la présence d'un mucus qui emprisonne des sels uratiques, des phosphates ou des produits divers.

## DENSITÉ.

On ne saurait méconnaître l'importance de la pesanteur spécifique de l'urine, dans le cas qui nous occupe. Mais comme on a abusé de ce signe !

Disons donc d'abord, qu'il arrive de rencontrer des urines sucrées qui, loin d'offrir une pesanteur spécifique élevée, sont, sous ce rapport, au-dessous de la normale même. Nous avons analysé des urines d'une densité de 1,020, contenant 4 grammes de sucre °/₀₀ chez des malades, qui n'avaient encore entrepris aucun traitement, et qui urinaient 2 litres environ.

Toutefois, ordinairement, la plus haute pesanteur spécifique des urines sucrées va de 1,030 à 1,060. Mr Bouchardat l'aurait observée à 1,074.

Elle affecte, on peut le dire, un rapport intime avec la quantité de sucre. Aussi lorsqu'une urine marque 1,030, est-on en droit d'y rechercher ce produit. Au-dessus de 1,035, on est presque sûr d'y en trouver. Mais, il ne faut pas oublier que les azoturiques, atteignent également des densités considérables. A 1,040, Mr Bouchardat affirme la présence du sucre.

La pesanteur spécifique varie dans les 24 heures, chez le même malade, selon l'heure où son urine est recueillie. Plus élevée après les repas, *quand l'alimentation est mixte ou féculente,* elle baisse de quelques degrés pendant la nuit. Chez les malades soumis au régime azoté, on peut observer la diminution rapide de la densité ; de même qu'on peut constater son élévation dès que ces malades font un écart.

Bien que d'une grande valeur, la pesanteur spécifique, ne met pas toujours à l'abri de certaines erreurs. Elle peut s'élever sous l'influence d'accidents divers, sans pour cela que le diabète soit aggravé. Mais en général, le diabète est d'autant plus grave qu'elle est elle-même plus forte.

## TACHES SUR LE LINGE, LE DRAP ET LE PARQUET.

Lorsque la pesanteur spécifique est supérieure à 1,040, il est encore un caractère qui ne manque jamais de préoccuper les malades. Leur chemise, imprégnée de quelques gouttes d'urine, devient poisseuse, phénomène dû à un dépôt de sucre à l'état sirupeux. Qu'une goutte d'urine tombe sur le pantalon ou sur le parquet, après l'évaporation de l'eau, il reste une tâche blanche que la brosse n'enlève pas, mais qui disparait rapidement avec de l'eau.

C'est un moyen de diagnostic souvent utilisé.

### RÉACTION.

L'urine sucrée est toujours acide, rarement neutre, jamais alcaline lors de son émission.

Plusieurs causes ont été invoquées pour expliquer cette acidité : on a cru pouvoir l'attribuer à l'acide urique, qui y existe toujours en plus grande quantité que dans l'urine normale. Les acides hippurique et benzoïque, y ont été aussi trouvés par quelques chimistes. L'acide lactique, l'acide butyrique (Fonberg), l'acide acétique (Neubauer) s'y produisent également, les uns aux dépens de la fermentation lactique, que subissent très-fréquemment les urines chez les malades qui ne se soumettent pas au régime ; les autres au dépens de la glycose (acétique).

Cette acidité résiste à l'ébullition. Elle persiste jusqu'à une époque très-éloignée de l'émission de l'urine. Tient-elle à l'abondance notable et reconnue des phosphates terreux ?

Plus une urine est chargée de sucre plus elle est acide. Ce rapport explique la persistance de l'acidité chez certains diabétiques confirmés et soumis à un traitement alcalin par les eaux de Vichy. Le même fait a été observé aux eaux de Carlsbad (Seegen, Kulz) où l'on n'aurait obtenu qu'une diminution de l'acidité.

Cette acidité anormale du liquide urinaire, jointe à son émission fréquente, provoque des rougeurs, et un état érythémateux des organes génito-urinaires, d'autant plus pénible et désagréable que l'urine est plus acide. Le col de la vessie, le canal de l'urètre, le méat urinaire chez l'homme, et la vulve chez la femme, peuvent devenir le siége de picotements, de démangeaisons insupportables. Des cystites, des balanites, des balano postites, des phimosis, et même des pyélites, peuvent devenir des complications sous la dépendance de cet état acide qui favorise en outre le développement de végétaux microscopiques, qui s'implantent dans les muqueuses et dont nous parlerons plus loin.

Notons en passant, que l'urine n'est pas le seul produit excrémentitiel qui participe à cette acidité, on la rencontre également dans la sueur, dans les larmes, dans la salive, dans les matières de l'intestin, etc.

## CREMOR, NUAGES, SÉDIMENTS, CHAMPIGNONS.

Quatre ou cinq heures après son émission, l'urine sucrée commence sa fermentation. Le sucre va se décomposer en alcool et en acide carbonique.

Ou la voit devenir opaline. Cette modification dans sa transparence, s'augmente peu-à-peu et continue jusqu'à ce qu'elle soit laiteuse et trouble. Au bout de 3 ou 4 jours, le changement est complet. Pendant ce temps là, on peut constater la diminution de la densité, et la disparition de la saveur sucrée. L'urée et surtout le sucre transformés, permettent à l'urine de revenir à la densité normale dont elle ne s'écarte plus. La saveur modifiée par l'absence du sucre devient acidule, et l'odeur légérement aigrelette (Lecorché).

Le 4e ou 5e jour, l'urine commence à redevenir transparente. Au centre du liquide s'établit un double courant dont partent des *nuages floconneux*, qui d'une part, vont former le cremor ou pellicule à la surface, et qui d'autre part, se précipitent vers le fond du vase pour constituer un sédiment. Le 8e jour ce nouveau phénomène est accompli. Le liquide central est devenu clair, mais il n'a pas encore perdu son acidité. Une nouvelle fermentation est nécessaire encore, la fermentation acide, dont un des principaux résultats est d'achever la transformation de l'urée en carbonate d'ammoniaque et acide carbonique. Après quoi l'urine passe à l'état neutre, et devient quelquefois alcaline.

Ces phénomènes sont dus à des productions végétales cryptogamiques, le *torula* de la levûre de bière, et souvent le *penicillum glaucum*, dont l'apparition a lieu sous forme de spores ténus. Ces sporules répartis dans l'épaisseur de la masse liquide, en quantité d'abord inappréciable, finissent par devenir tellement nombreux, qu'ils masquent la transparence de l'urine et lui donnent cette teinte blanchâtre ou laiteuse caractéristique.

Examiné au microscope, le *sédiment* est composé de sporules, et de phosphates lorsque l'urine est devenue alcaline. Chez les simples glycosuriques, les urines sont riches en acide urique, on y trouve des cristaux de cet acide et des urates. Mais chez les diabétiques confirmés, le sédiment, rarement chargé de dépòts salins, est plutôt constitué par des sporules désagrégés ou rudimentaires.

Le *Cremor* est plus intéressant à observer. — Sous l'influence de l'oxygène de l'air, les spores s'y développent mieux, leur végétation y est plus active. En outre on peut y rencontrer des bactéries, des vibrions, et d'autres infusoires.

On peut suivre en détail l'apparition des cryptogames. On aperçoit d'abord quelques moisissures sur les bords du verre, elles semblent participer de la capillarité du liquide, elles s'élèvent comme lui sur les parois du vase, bientôt on en voit d'autres sur la surface, au centre, en petites masses irrégulièrement réparties qui s'étendent peu-à-peu, se rejoignent, et ne forment bientôt plus qu'une croûte rugueuse, à aspérités et inégalités, mais homogène ; si dans ce moment on agite le vase, on voit se détacher de cette croûte une quantité de flocons qui tombent au fond du liquide et vont se mêler au sédiment. Abandonné de nouveau au repos, le cremor se reforme, répare ses pertes et, souvent les productions cryptogamiques s'élèvent de 1 ou 2 centimètres au-dessus de la surface de l'urine.

## GLYCOSE.

La quantité de sucre que contient l'urine, est le point fondamental de la distinction établie entre la glycosurie et le diabète, distinction assez subtile du reste, puisque les auteurs qui font autorité en pareille matière sont dans l'impossibilité absolue d'établir la démarcation entre l'une et l'autre. Où finit la glycosurie où commence le diabète ?

*L'urine du matin* est moins chargée de sucre que celle de la journée, dans les premiers temps, alors que le diabétique n'est pas encore arrivé à sa période d'état, *l'urine de la journée* est, sous l'influence de l'alimentation, toujours plus dense et plus sucrée.

La formation du sucre n'est du reste pas absolument sous la dépendance exclusive du régime. L'état du systême nerveux, agit plus puissamment encore.

L'élimination peut-être dans les 24 heures de quelques grammes à deux livres.

Vogel a vu des malades rendre 1,000 grammes. Féréol a constaté une perte en sucre de 1,376 grammes, chez un de ses malades en 24 heures.

Ces pertes en sucre, éliminé par les urines, ne sont pas les seules que font les diabétiques, il faut tenir compte du sucre brûlé par le poumon, quelqu'insuffisante que soit la combustion de cet organe, de celui qui passe dans les sécrétions de la peau, et des divers appareils, dans les matières fécales, etc.

C'est néanmoins par les reins que s'élimine la plus grande quantité du sucre, aussi, juge-t-on toujours des pertes faites par les malades, en analysant leurs urines recueillies en 24 heures.

Dans la dernière période de la maladie, le sucre diminue dans les urines ou disparaît complètement, et spontanément peu de temps avant la mort. Son élimination dans le cours de la maladie est d'ordinaire suspendue par les maladies intercurrentes d'ordre inflammatoire.

## ALBUMINE.

La présence de cette substance dans les urines diabétiques, annonce généralement une complication fâcheuse. Nous sommes loin du temps où certains auteurs considéraient son apparition comme un signe favorable. Si elle n'est pas toujours le résultat d'une néphrite profonde, elle indique néanmoins une altération progressive de l'épithélium des canalicules, qui la laisse passer avec la glycose. Notons encore qu'en cette circonstance, la glycose diminue en raison de l'abondance de l'albuminurie, ce qui explique l'opinion qu'on avait pu avoir d'une amélioration dans l'état du diabétique : selon certaines autorités, elle apparaîtrait dans l'urine des diabétiques en coïncidence avec la tuberculose.

## ALBUMINOSE.

D'après M. Bouchardat, les urines glycosuriques qui moussent, doivent cette propriété à certains principes albuminoïdes, notamment à l'albuminose, facilement reconnaissable à ce qu'elle est précipitée par le tannin, alors qu'elle échappe à l'action de la chaleur et de l'acide nitrique. M. Bouchardat tirerait de ce caractère de précieux indices sur l'ancienneté de la maladie et l'état des reins.

---

## SUBSTANCES ORGANIQUES.

*Urée.* — La quantité d'urée éliminée par les urines est augmentée dès le début de l'affection. En prenant pour base d'appréciation le chiffre de 18 à 30 grammes d'urée qu'un adulte bien nourri peut éliminer par jour, en France, on voit les urines des diabétiques en contenir 40 à 50 grammes, et ce chiffre s'élever à la période d'état aux environs de 70 à 80. Il n'est pas rare de rencontrer des malades qui en rendent 90 à 100, 110 gr. par jour. Quoique en grande partie toute cette urée provienne du régime azoté prescrit et suivi par le malade, il y a toujours dans cet excès, une certaine somme d'urée, fabriquée aux dépens de l'économie du diabétique, qui perd ainsi chaque jour une minime partie de son poids, malgré son régime réparateur.

D'ordinaire, la quantité d'urée est à la quantité de sucre, comme 1 : 2. Mais dans le cours du diabète, l'urée suit les oscillations que lui communiquent les maladies intercurrentes, c'est-à-dire qu'elle augmente ou diminue suivant les cas, ou les incidents.

Il va sans dire que les évaluations de la quantité d'urée, comme celles du sucre, doivent porter sur les urines de 24 heures.

A la période de cachexie, le chiffre de l'urée tombe souvent au-dessous de la normale et peut cesser même à peu près complètement.

*Acide urique.* — Nous considérons l'acide urique dans les urines des diabétiques, comme un signe d'une grande valeur pronostique. Il indiquerait un état favorable, une résistance aux causes de débilitation, qui sont sous la dépendance d'une glycosurie permanente. Plusieurs observations nous autorisent à dire que très-souvent l'acide urique peut augmenter dans les urines sucrées sans que l'urée soit elle-même augmentée; nous avons même fait cette remarque importante que le sucre diminue dans ces urines dans des proportions notables, tant que dure l'élimination de l'acide urique. En cela, croyons-nous, nous sommes d'accord avec d'autres observateurs, avec Prout, entr'autres.

*Acide hippurique.* D'aprés Muller et Bouchardat, cet acide existerait dans les urines diabétiques ainsi que l'acide benzoïque. Le plus grand nombre des auteurs n'en font pas mention.

*Créatine. Créatinine.* Existent en excès, d'après Léo Maly, chez les diabétiques qui mangent beaucoup de viande.

*Acide oxalique.* Aurait été observé dans certains cas par Gallois.

*Inosite.* Seegen, Gallois et Bouchardat mettent également ce principe sous la dépendance d'une nourriture exclusivement composée de viande.

*Alcool. Aldéhyde. Acétone.* D'après M. Bouchardat, quand les glycosuriques usent trop largement des alcooliques, on peut, par la distillation, extraire de l'alcool de leurs urines; mais cet alcool ne serait pas pur, il serait mélangé à de l'aldéhyde et beaucoup plus fréquemment à de l'acétone.

Les glycosuriques qui exhalent ces produits par leurs poumons et par leurs reins sont ordinairement tuberculeux.

---

On a cru que l'acétone se formait exclusivement dans l'estomac par suite de la transformation du sucre en alcool et en acide carbonique;

cet acide carbonique, en contact avec l'acide acétique, produirait l'acétone, qui, passée dans le sang, donne lieu à des phénomènes d'intoxication qui déterminent ordinairement la mort.

Il semble résulter des recherches récentes qu'il s'en forme dans l'urine après son émission.

On peut, du reste, l'y faire naître avec quelques gouttes d'acide chlorhydrique.

Un liquide qui contient de l'acétone se colore en rose clair, avec quelques gouttes d'acide sulfurique; en rose orange, avec quelques gouttes de perchlorure de fer; il faut chauffer.

L'acétone communique à l'air expiré par les malades, une odeur de chloroforme.

---

# SUBSTANCES INORGANIQUES.

## *Chlorures, Sulfates, Phosphates.*

D'après Rabuteau, le chlorure de sodium fait parfois défaut dans les urines des diabétiques.

Seegen en aurait constaté 11 gr., 12 gr. par jour, quantité normale chez l'homme en santé.

Il est à présumer que la formation des chlorures est en rapport avec l'alimentation et qu'elle baisse ou s'élève selon la quantité contenue dans les aliments ingérés.

Les phosphates et les sulfates surpassent de peu la moyenne physiologique.

---

# MODIFICATIONS DES URINES

## SOUS L'INFLUENCE DES EAUX DE VICHY.

---

### SOMMAIRE.

Premiers effets de l'eau de Vichy sur les qualités physiques de l'urine. — Modifications chimiques. — L'urine diabétique devient-elle alcaline? — Les eaux de Vichy diminuent-elles la production de l'urée ? — Effets des eaux sur les urines albumineuses.

# MODIFICATIONS DES URINES.

Les premiers effets des eaux de Vichy, observés par les malades qui fréquentent cette station thermale, sont certainement les modifications éprouvées par leurs urines.

Habitués à jeter chaque matin, un coup d'œil inquiet, sur le liquide rendu pendant la nuit, c'est avec bonheur qu'ils constatent eux-mêmes, les changements survenus dans les qualités physiques de ce produit de la sécrétion rénale.

L'urine est modifiée dans sa coloration, son odeur, sa transparence, sa quantité ; elle est devenue plus claire, plus limpide, plus transparente ; sa couleur se rapproche de la belle couleur ambrée de l'urine normale ; son odeur est moins forte ; la quantité rendue pendant la nuit a diminué.

Ces modifications sont d'autant plus importantes pour les malades, qu'elles coïncident avec un soulagement marqué chez les dysuriques, par exemple, dans les douleurs de la miction ; chez les diabétiques, avec la disparition de cette sécheresse de la bouche, de cette soif qui les tourmentait. Les envies d'uriner sont devenues moins fréquentes, le sommeil est plus réparateur, l'appétit s'aiguise, les forces reviennent. Quelques jours de traitement ont suffi pour amener ce résultat dont les malades ont pu ou pourront vérifier l'exactitude.

Mais là ne se borne pas l'action des eaux alcalines.

Les analyses nous révèlent que leur ingestion a modifié le liquide urinaire plus profondément ; sa constitution chimique est changée.

D'acide, l'urine est devenue alcaline ; sa pesanteur spécifique a oscillé comme le sucre ou l'albumine qu'elle charrie ; le sédiment n'est plus aussi considérable, il n'a plus le même aspect, ni les mêmes propriétés chimiques ; l'urée et les produits organiques, tendent à reprendre leur normale.

---

On a multiplié les expériences pour démontrer avec quelle facilité les urines passent à l'état alcalin à Vichy, sous l'influence des eaux minérales de cette localité.

Il suffirait d'un ou deux verres d'eau et d'une heure et demie pour prouver le fait ; (Darcet) chez une personne en bon état de santé.

Il n'en est cependant pas toujours ainsi chez les diabétiques notamment.

Nous avons déjà dit à propos de la réaction acide, prononcée de leurs urines, qu'une diminution d'acidité avait été constatée à Carlsbad où les eaux sont sulfatées, sodiques, et à Vichy, où elles sont carbonatées.

Une diminution d'acidité, n'est point une alcalinisation.

D'après M. Lecorché, les urines diabétiques passent à l'état alcalin par l'usage des eaux alcalines naturelles ou artificielles. Il aurait même observé l'alcalinité chez des diabétiques faisant 600 grammes de sucre —. après de petites doses d'eau, et dans de mauvaises conditions.

Traube, cité par lui, aurait constaté l'alcalinisation possible par les eaux de Vichy, mais 7 ou 8 heures après leur ingestion, au lieu d'une heure et demie.

Nous avons fait la même observation. Nous avons rencontré des urines alcalines dans quelques analyses portant sur l'urine *de la journée* (1), mais rarement sur celle du matin. Dans le plus grand nombre des cas, l'acidité *diminue*, mais persiste assez marquée et il doit en être ainsi, pour que le *rapport de l'acidité à la quantité de sucre* existe toujours, rapport reconnu par M. Lecorché lui-même.

Chez les glycosuriques peu avancés, ou en voie de guérison, dont les urines ne contiennent que dix ou douze grammes de sucre par litre, l'urine devient assez facilement et assez rapidement alcaline, aussi est-il presque de règle de voir ces malades partir de Vichy *à zéro*, mais du moment où l'analyse révèle à l'arrivée une

(1) Par conséquent recueillie après que le malade a bu aux sources la quantité d'eau qui lui a été prescrite, après son bain ou ses douches, etc.

forte quantité de glycose, ce serait se préparer des déceptions que d'espérer la disparition en quelques jours de cette forte quantité et par suite de compter sur autre chose que sur une *alcalinisation relative* de l'urine.

Les eaux de Vichy ne rendent donc pas toujours alcalines toutes les urines diabétiques, mais elles modifient leur acidité, la diminuent proportionnellement à la diminution du sucre — qui peut être considérable, car on observe souvent un très-grand écart entre le chiffre de glycose à l'arrivée et le chiffre de cette même substance au départ.

Ce résultat n'est point à dédaigner, mais comment s'obtient-il ?

Il nous faudrait ici faire intervenir l'explication de l'action des eaux alcalines sur le sang, sur les fonctions respiratoires, sur l'activité des combustions organiques réveillée par leur influence — ce serait sortir de notre cadre. Qu'il nous soit seulement permis de dire, que les bienfaits qui découlent de leur administration persistent encore longtemps après leur usage. Le sucre qui a diminué ne se retrouve pas de suite en quantité plus considérable, et en recommençant chez lui à boire de l'eau transportée (1) le diabétique peut ralentir la marche de son affection et prolonger son existence de plusieurs années.

---

Selon certains auteurs, les alcalins diminuent la production de l'urée.

Tout le monde connaît les expériences de MM. Rabuteau et Boghoss avec le bicarbonate de soude.

(1) Les sources froides des Célestins, Hauterive, Lardy, etc., sont éminemment préférables aux sources chaudes pour l'usage à domicile.

Nous n'avons pas à discuter ces expériences, en ce qui concerne ce sel alcalin, mais nous devons nous élever contre les déductions qu'on pourrait en tirer à propos des eaux minérales de Vichy.

L'eau de Vichy, en effet, n'est pas une simple dissolution alcaline de bicarbonate de soude. Sa composition chimique est complexe, elle est inimitable artificiellement. Elle agit sur le sang en le modifiant, en le stimulant, elle influence les sécrétions, elle rétablit les fonctions digestives, et l'équilibre organique. Ce sont là des faits, que l'on est forcé d'admettre, mais dont aucune interprétation physicochimique ne saurait exactement rendre compte. Restons donc dans le domaine de la clinique, et voyons ce qui s'y passe.

Nous avons sous les yeux, une série d'observations consciencieuses, qui établissent d'une manière positive, que loin de diminuer pendant le traitement thermal, l'urée a au contraire augmenté.

Elles ont leur valeur, chaque analyse a été faite d'après le procédé d'Esbach, en tenant compte des corrections indiquées par le baroscope et les tables baroscopiques. Elles contrôlent parfaitement les résultats cliniques — et démontrent que l'urée traduit dans ses oscillations, les progrès de la cure, tantôt en augmentant chez les cachectiques, les anémiques, etc., tantôt en diminuant chez les azoturiques, glycosuriques, etc., mais en ayant toujours la tendance à se rapprocher de sa quantité de production normale. Il est vrai que le traitement suivi à Vichy, se compose de plusieurs facteurs, et qu'il faut faire la part des eaux, *intus et extra,* du régime azoté, des promenades en plein et bon air, de l'exercice, des distractions variées, mais somme toute, le but recherché est atteint, le malade est mieux, son amélioration est incontestable, et comment l'admettre théoriquement sans admettre également une production de l'urée, en rapport avec le nouvel état de ses forces ?

Ces assertions trouvent pleine et entière sanction dans cette première période de l'albuminurie, où, sous l'influence du régime des eaux, la sécrétion rénale baisse, l'urine devient alcaline, la dysurie disparaît, les douleurs lombaires se calment, le chiffre de l'albumine descend, ou enfin, la quantité d'urée réapparait normale, ou à peu près, réapparition qui met le malade à l'abri des redoutables accidents de l'urémie et de graves inflammations.

# BIBLIOGRAPHIE.

BEALE. — *De l'Urine, des dépôts urinaires et des calculs*, 1865.

GUBLER. — *Dictionn. Encycl. des Sciences médicales*, 1865.

FRERICHS. — *Maladies du foie*, 1866.

GAUTIER. — *Chimie physiologique*, 1874.

RITTER. — *Manuel de Chimie pratique*, 1874.

RABUTEAU. — *Eléments d'urologie*, 1875.

LECORCHÉ. — *Maladies des reins*, 1875.

BOUCHARDAT. — *Du Diabète*, 1876.

MAHÉ. — *Archives de Médecine navale*, 1876.

NEUBAUER et VOGEL. — *De l'Urine*, 1877.

DELEFOSSE. — *Procédés pratiques pour l'analyse des urines*, 1877.

LECORCHÉ. — *Traité du Diabète*, 1877.

# TABLE DES MATIÈRES

Vichy. — Imp. Wallon.

www.ingramcontent.com/pod-product-compliance
Ingram Content Group UK Ltd.
Pitfield, Milton Keynes, MK11 3LW, UK
UKHW051023210726
13857UKWH00007B/1247

9 782013 039932